Prerna Sarup
Manisha Bhatia
Vipin Saini

# Estudos epidemiológicos sobre surtos de dengue e chikungunya na Índia

AF551130

Prerna Sarup
Manisha Bhatia
Vipin Saini

# Estudos epidemiológicos sobre surtos de dengue e chikungunya na Índia

ScienciaScripts

**Imprint**

Any brand names and product names mentioned in this book are subject to trademark, brand or patent protection and are trademarks or registered trademarks of their respective holders. The use of brand names, product names, common names, trade names, product descriptions etc. even without a particular marking in this work is in no way to be construed to mean that such names may be regarded as unrestricted in respect of trademark and brand protection legislation and could thus be used by anyone.

Cover image: Disponibilizado pelo autor

This book is a translation from the original published under ISBN 978-620-2-31071-0.

Publisher:
Sciencia Scripts
is a trademark of
Dodo Books Indian Ocean Ltd. and OmniScriptum S.R.L publishing group

120 High Road, East Finchley, London, N2 9ED, United Kingdom
Str. Armeneasca 28/1, office 1, Chisinau MD-2012, Republic of Moldova, Europe
Printed at: see last page
**ISBN: 978-620-8-10001-8**

Copyright © Prerna Sarup, Manisha Bhatia, Vipin Saini
Copyright © 2024 Dodo Books Indian Ocean Ltd. and OmniScriptum S.R.L publishing group

# Estudos epidemiológicos sobre surtos de dengue e chikungunya na Índia

# ÍNDICE

# 1. INTRODUÇÃO

A dengue e a chikungunya são uma das doenças mais mortais que se propagam através da picada de mosquitos e milhões de pessoas são afectadas por esta doença em todo o mundo. Esta doença tem sido também uma das principais ameaças a nível mundial nos tempos modernos. Foram efectuadas muitas pesquisas e investigações sobre esta doença em todo o mundo para a sua cura e medidas preventivas.

**CHIKUNGUNYA**

A infeção por Chikungunya é causada pelo vírus chikungunya (CHIKV). Os sintomas de chikungunya incluem febre e dores nas articulações. Estes sintomas ocorrem num período de dois a doze dias após a exposição ao vírus. Outros sintomas podem incluir dores de cabeça, dores musculares, inchaço das articulações e erupções cutâneas. Na maioria dos casos, as pessoas sentem-se melhor dentro de uma semana, mas as dores nas articulações podem durar alguns meses. O risco de morte é de cerca de 1 em 1.000.[(1)]

O vírus propaga-se geralmente entre as pessoas através de dois tipos de mosquitos: *Aedes albopictus* e *Aedes aegypti*. Estes picam principalmente durante o dia. O vírus pode circular num certo número de animais, como aves e roedores. O diagnóstico é feito através da análise do sangue para deteção do ARN do vírus ou de anticorpos contra o vírus. Os sintomas podem ser confundidos com os da febre de dengue e da febre Zika. Após uma única infeção, acredita-se que a maioria das pessoas se torna imune.

A melhor forma de prevenção é o controlo global dos mosquitos e evitar as picadas em zonas onde a doença é comum.[(1)] Isto pode ser conseguido, em parte, diminuindo o acesso dos mosquitos à água e utilizando repelentes de insectos e redes mosquiteiras. Não existe vacina nem tratamento específico. As recomendações incluem repouso, ingestão de líquidos e medicamentos para ajudar a aliviar a febre e as dores nas articulações.

Embora a doença ocorra normalmente em África e na Ásia, foram registados surtos na Europa e na América desde a década de 2000. Em 2014, registaram-se mais de um milhão de casos suspeitos. A doença foi identificada pela primeira vez em 1952, na Tanzânia. O termo vem da língua Kimakonde e significa "tornar-se contorcido"/ )[2]

**DENGUE**

A dengue é uma doença viral transmitida pela picada de um mosquito pertencente à família *Aedes* e, nos últimos anos, atingiu níveis chocantes. A febre do dengue (DENG-gey) é uma doença transmitida por mosquitos que ocorre em zonas tropicais e subtropicais do mundo. A dengue ligeira provoca febre alta, erupções cutâneas e dores musculares e articulares. Uma forma grave de dengue, chamada febre hemorrágica da dengue, pode causar hemorragias graves, uma queda súbita da tensão arterial (choque) e a morte.

Todos os anos, ocorrem milhões de casos de infeção por dengue em todo o mundo. A febre da dengue é mais comum no Sudeste Asiático e nas ilhas do Pacífico ocidental, mas a doença tem vindo a aumentar rapidamente na América Latina e nas Caraíbas.

Atualmente presente em mais de 125 países, cerca de 50 a 270 milhões de pessoas são afectadas por esta doença todos os anos, o que provoca um número substancial de mortes. A dengue parece estar a ultrapassar a malária, em termos de indisposição e de efeitos monetários da doença.(1)

Devido à ausência de métodos de investigação suficientes nos países em desenvolvimento e subdesenvolvidos, o nível exato dos problemas ainda não foi identificado. Os turistas que vêm de zonas não endémicas para as zonas afectadas pela dengue também não estão protegidos contra a possibilidade de contrair a infeção. Trata-se de um alarme para a saúde pública mundial, uma vez que está a afetar inesperadamente pessoas de países onde a doença não é dominante. No início do século XIX, surgiu o vírus Dengue I. Em todas as zonas tropicais e subtropicais, o dengue é mais comum. Nos últimos tempos, ocorreram epidemias nas Caraíbas, também em Porto Rico, no Camboja, na Costa Rica, na América Central, no Vietname, em Cuba e na América do Sul, nas Filipinas e na Malásia. De 2001 a 2008, os casos notificados foram 1020333, tendo os países da região do Pacífico Ocidental registado os maiores números de casos e mortes.(2)

# 2. REVISÃO DA LITERATURA

A dengue e a chikungunya são uma das doenças mais mortais que se propagam através da picada de mosquitos e milhões de pessoas são afectadas por esta doença em todo o mundo. Esta doença tem sido também uma das principais ameaças a nível mundial nos tempos modernos. Foram efectuadas muitas pesquisas e investigações sobre esta doença em todo o mundo para a sua cura e medidas preventivas.

## CHIKUNGUNYA

### SINAIS E SINTOMAS

O período de incubação do vírus chikungunya varia de um a doze dias, sendo o mais comum de três a sete dias. A doença pode ser assintomática, mas geralmente não é, pois 72% a 97% das pessoas infectadas desenvolverão sintomas. (3) Os sintomas caraterísticos são o início súbito com febre alta, dores nas articulações e erupções cutâneas. Outros sintomas como fadiga, dores de cabeça, conjuntivite e problemas digestivos/ )[4]

As informações sugerem que a febre de chikungunya pode resultar numa fase crónica, bem como na fase de doença aguda. Conhecem-se duas fases dentro da fase aguda: uma fase viral em que a viremia ocorre durante os primeiros cinco a sete dias, seguida de uma fase de convalescença que dura cerca de dez dias, durante a qual os sintomas começam a melhorar e o vírus não é detectado no sangue nesta fase.( " )[3,56]

Normalmente, a doença começa com uma febre alta súbita que dura de alguns dias a uma semana, podendo ir até dez dias. A febre é geralmente superior a 39 °C e é geralmente bifásica - dura vários dias, cessa e depois regressa.

A febre ocorre com o início da viremia, e o nível de vírus no sangue é diretamente proporcional à intensidade dos sintomas na fase aguda. ([6] ) Quando o IgM, um anticorpo que é uma resposta à exposição inicial a um antigénio, aparece no sangue, a viremia começa a diminuir. Mas os outros sintomas, como dores de cabeça, insónias e um grau extremo de exaustão, mantêm-se durante cerca de cinco a sete dias.(7)

Após a febre, surgem fortes dores nas articulações, que normalmente se prolongam durante algumas semanas ou meses. A dor articular pode ser insuportável, resultando na quase imobilidade das articulações afectadas.(8) A dor articular é referida em 87-98% dos casos, embora o inchaço das articulações seja pouco frequente. A dor ocorre mais frequentemente nas articulações periféricas, como os pulsos, os tornozelos e as articulações das mãos e dos pés, bem como em algumas das articulações maiores, normalmente os ombros, os cotovelos e os joelhos. Também pode ocorrer dor nos músculos ou nos ligamentos. Nos doentes artríticos, este sintoma surge com maior gravidade. Podem ocorrer problemas digestivos, incluindo dores abdominais, náuseas e diarreia. [(3,4,5)] Podem ocorrer problemas digestivos, incluindo dores abdominais, náuseas e diarreia.[(9)]

Raramente, foram notificados distúrbios neurológicos associados ao vírus chikungunya, incluindo a síndrome de Guillain-Barresy, paralisias, meningoencefalite e neuropatia/[4] ) Ao contrário da febre de dengue, a febre de Chikungunya muito raramente causa complicações hemorrágicas. Os sintomas de hemorragia devem levar à consideração de diagnósticos alternativos ou co-infeção com dengue ou hepatopatia congestiva coexistente.[(6)]

DOENÇA CRÓNICA

As observações durante as epidemias recentes sugeriram que o chikungunya pode causar sintomas a longo prazo após a infeção aguda. Esta condição é conhecida como artralgia crónica induzida pelo vírus Chikungunya.[(10-13)] Os preditores comuns de sintomas prolongados são a idade avançada e a doença reumatológica prévia. A causa real destes sintomas crónicos não é totalmente conhecida. Não foram encontrados marcadores de doença autoimune ou reumatoide em pessoas que relatam sintomas crónicos/ )[14-19]

No entanto, alguns dados provenientes de seres humanos e modelos animais sugerem que a chikungunya pode ser capaz de estabelecer infecções crónicas no hospedeiro. Foi detectado antigénio viral numa biopsia muscular de uma pessoa que sofreu um episódio recorrente da doença três meses após o início inicial/[20] ) Além disso, o antigénio viral e o ARN viral foram encontrados em macrófagos na articulação sinovial de uma pessoa que sofreu uma recaída da doença músculo-esquelética 18 meses após a infeção inicial/[21] ) Vários modelos animais sugeriram também que o vírus chikungunya pode estabelecer infecções persistentes. Num modelo de ratinho, o ARN viral foi detectado especificamente no tecido associado às articulações durante pelo menos 16 semanas após a inoculação e foi associado a sinovite crónica/[22] ) Do mesmo modo, outro estudo relatou a deteção de um gene repórter viral no tecido articular de ratinhos durante semanas após a inoculação/[23] ) Num modelo de primata não humano, verificou-se que o vírus chikungunya persistia no baço durante pelo menos seis semanas/ )[24]

## VIROLOGIA

O vírus Chikungunya (CHIKV) pertence ao género *alphavirus* e à família *Togaviridae.* É um vírus ARN com um genoma de cadeia simples de sentido positivo. Foi discutida a sua proximidade com os vírus do rio Ross, O'nyong'nyong e Semliki Forest. Uma vez que é transmitido por artrópodes, nomeadamente mosquitos, é também referido como um arbovírus (vírus *transmitido por* artrópodes)/ )[25-27]

## TRANSMISSÃO

A Chikungunya é geralmente transmitida pelos mosquitos aos seres humanos. A transmissão através de produtos sanguíneos infectados e através da doação de órgãos também é possível em períodos de epidemia. Durante os períodos de epidemia, os seres humanos são o reservatório do vírus. Como no início da infeção aguda estão presentes grandes quantidades de vírus no sangue, o vírus pode ser transmitido de um ser humano virémico para um mosquito e de novo para um ser humano. Noutras ocasiões, os macacos, as aves e outros vertebrados serviram de reservatórios/[28,29] ) Foram descritos três genótipos deste vírus, cada um com um genótipo e um carácter antigénico distintos: Os genótipos da África Ocidental, da África Oriental/Central/Sul e da Ásia/ )[30]

O Chikungunya é transmitido através da picada de mosquitos *Aedes* e a espécie *A. aegypti* foi identificada como o vetor mais comum, embora o vírus tenha sido recentemente associado a muitas outras espécies, incluindo *o A. albopictus.* Outras espécies potencialmente capazes de transmitir o vírus Chikungunya incluem *o Ae. furcifer-taylori, o Ae. africanus* e *o Ae. luteocephalus*.(5) As estirpes do vírus

Chikungunya no surto da Ilha da Reunião em 20052006 sofreram uma mutação que facilitou a transmissão pelo mosquito tigre asiático (*A. albopictus)?*[1]

MECANISMO

O vírus chikungunya é transmitido aos seres humanos quando a picada de um mosquito infetado rompe a pele e introduz o vírus no organismo. A patogénese da infeção por chikungunya nos seres humanos ainda é pouco conhecida, apesar dos recentes surtos. Parece que, *in vitro,* o vírus chikungunya é capaz de se replicar em células epiteliais e endoteliais humanas, fibroblastos primários e macrófagos derivados de monócitos. A replicação viral é altamente citopática, mas suscetível ao interferão de tipo I e II.[(32)] *In vivo,* em estudos que utilizam células vivas, o vírus chikungunya parece replicar-se em fibroblastos, células progenitoras do músculo esquelético e miofibras.[(20,33,34)]

A resposta do interferão de tipo 1 parece desempenhar um papel importante na resposta do hospedeiro à infeção por chikungunya. Após a infeção com chikungunya, os fibroblastos do hospedeiro produzem interferão alfa e beta de tipo 1 (IFN-a e IFN-P).[(35)] Em estudos com ratinhos, as deficiências de INF-1 em ratinhos expostos ao vírus causam um aumento da morbilidade e da mortalidade/[35-37] ) Os componentes a montante específicos do chikungunya da via do interferão de tipo 1 envolvidos na resposta do hospedeiro à infeção por chikungunya são ainda desconhecidos.[(38)] No entanto, estudos em ratos sugerem que o IPS-1 é um fator importante,[(3)] e que o IRF3 e o IRF7 são importantes de uma forma dependente da idade.[(39,40)] Estudos em ratos também sugerem que a chikungunya evita as defesas do hospedeiro e contraria a resposta do interferão de tipo I produzindo NS2, uma proteína não estrutural que degrada RBP1 e desliga a capacidade da célula hospedeira de transcrever ADN.[(41)] NS2 interfere com a via de sinalização JAK-STAT e impede que STAT seja fosforilada.[(42)]

A doença provocada pelo vírus Chikungunya nos seres humanos está associada a níveis séricos elevados de citocinas e quimiocinas específicas. Níveis elevados de citocinas específicas têm sido associados a uma doença aguda mais grave: interleucina-6 (IL-6), IL-10, RANTES, proteína quimioatraente de monócitos 1 (MCP-1), monocina induzida por interferão gama (MIG) e proteína 10 induzida por interferão gama (IP-10). As citocinas também podem contribuir para a doença crónica causada pelo vírus Chikungunya, uma vez que a dor persistente nas articulações tem sido associada a níveis elevados de IL-6 e do fator estimulador de colónias de granulócitos e macrófagos (GM-CSF).[28] Nas pessoas com sintomas crónicos, foi observada uma ligeira elevação da proteína C-reactiva (PCR), o que sugere uma inflamação crónica contínua. No entanto, existem poucas provas que associem a doença crónica pelo vírus Chikungunya ao desenvolvimento de autoimunidade.

## REPLICAÇÃO VIRAL

O vírus é constituído por quatro proteínas não-estruturais e três proteínas estruturais.[6] As proteínas estruturais são o capsídeo e duas glicoproteínas de envelope: E1 e E2, que formam espículas heterodiméricas na superfície do vírus. A E2 liga-se a receptores celulares para entrar na célula hospedeira através de endocitose mediada por receptores. O E1 contém um péptido de fusão que, quando exposto à acidez do endossoma das células eucarióticas, se dissocia do E2 e inicia a fusão membranar que permite a libertação dos nucleocapsídeos para o citoplasma do hospedeiro, promovendo a infeção/[43] ) O virião maduro contém 240 espículas heterodiméricas de E2/E1 que, depois de libertadas, brotam na superfície da célula infetada, onde são libertadas por exocitose para infetar outras células.[26]

## DIAGNÓSTICO

O diagnóstico da Chikungunya é efectuado com base em critérios clínicos, epidemiológicos e laboratoriais. Clinicamente, o aparecimento agudo de febre alta e dores articulares graves levaria à suspeita de chikungunya. Os critérios epidemiológicos consistem em saber se o indivíduo viajou ou passou algum tempo numa área em que a chikungunya está presente nos últimos doze dias (ou seja, o potencial período de incubação). Os critérios laboratoriais incluem um aumento da contagem de linfócitos consistente com viremia. No entanto, um diagnóstico laboratorial definitivo pode ser efectuado através do isolamento viral, RT-PCR ou diagnóstico serológico/ )[44]

O diagnóstico diferencial pode incluir a infeção por outros vírus transmitidos por mosquitos, como o dengue ou a malária, e a infeção por gripe. A poliartralgia crónica recorrente ocorre em pelo menos 20% dos doentes com chikungunya um ano após a infeção, ao passo que estes sintomas são pouco frequentes na dengue.[45]

O isolamento do vírus fornece o diagnóstico mais definitivo, mas demora uma a duas semanas a ser concluído e tem de ser efectuado em laboratórios de nível de biossegurança III. A técnica envolve a exposição de linhas celulares específicas a amostras de sangue total e a identificação de respostas específicas do vírus chikungunya. A RT-PCR utilizando pares de iniciadores aninhados é utilizada para amplificar vários genes específicos do vírus chikungunya a partir do sangue total, gerando milhares a milhões de cópias dos genes para os identificar. A RT-PCR também pode ser utilizada para quantificar a carga viral no sangue. Utilizando a RT-PCR, os resultados do diagnóstico podem estar disponíveis em um ou dois dias. O diagnóstico serológico requer uma maior quantidade de sangue do que os outros métodos e utiliza um ensaio ELISA para medir os níveis de IgM específica da chikungunya no soro sanguíneo. Uma vantagem oferecida pelo diagnóstico serológico é o facto de a IgM sérica ser detetável entre 5 dias e meses após o início dos sintomas, mas as desvantagens são que os resultados podem demorar dois a três dias e podem ocorrer falsos positivos com a infeção devida a outros vírus relacionados, como o vírus o'nyong'nyong e o vírus Semliki Forest.

Atualmente, não existe uma forma específica de testar os sinais e sintomas crónicos associados à febre de Chikungunya, embora os resultados laboratoriais inespecíficos, como a proteína C reactiva e as citocinas elevadas, possam estar correlacionados com a atividade da doença/ )[46]

PREVENÇÃO

Como não existe uma vacina aprovada, os meios de prevenção mais eficazes são a proteção contra o contacto com os mosquitos transmissores da doença e o controlo das populações de mosquitos, limitando o seu habitat. O controlo dos mosquitos centra-se na eliminação das águas paradas onde os mosquitos põem ovos e se desenvolvem como larvas; se a eliminação das águas paradas não for possível, podem ser adicionados insecticidas ou agentes de controlo biológico.[(6)] Os métodos de proteção contra o contacto com os mosquitos incluem a utilização de repelentes de insectos com substâncias como o DEET, a icaridina, o PMD (p-mentano-3,8-diol, uma substância derivada do eucalipto limão) ou o IR3535. No entanto, a crescente resistência aos insecticidas representa um desafio para os métodos de controlo químico.

O uso de mangas compridas e calças à prova de picadas também oferece proteção, e o vestuário pode ser tratado com piretróides, uma classe de insecticidas que tem frequentemente propriedades repelentes. Os piretróides vaporizados (por exemplo, em serpentinas para mosquitos) também são repelentes de insectos. Uma vez que os mosquitos infectados se alimentam e descansam frequentemente no interior das casas, a colocação de telas nas janelas e portas ajudará a manter os mosquitos fora de casa. No entanto, no caso do *A. aegypti* e do *A. albopictus,* que são activos durante o dia, o efeito será limitado, uma vez que muitos dos contactos entre os mosquitos e os seres humanos ocorrem ao ar livre.

VACINA

Atualmente, não existem vacinas aprovadas. Um ensaio de vacina de fase II utilizou um vírus vivo atenuado, que desenvolveu resistência viral em 98% das pessoas testadas após 28 dias e 85% ainda apresentavam resistência após um ano.[(47)] No entanto, 8% das pessoas referiram dores articulares transitórias e verificou-se que a atenuação se devia a apenas duas mutações na glicoproteína E2. Foram desenvolvidas estratégias vacinais alternativas, que demonstram eficácia em modelos de ratinhos. Em agosto de 2014, investigadores do Instituto Nacional de Alergia e Doenças Infecciosas, nos EUA, estavam a testar uma vacina experimental que utiliza partículas semelhantes a vírus (VLPs) em vez de vírus atenuados. Todas as 25 pessoas que participaram neste ensaio de fase 1 desenvolveram fortes respostas imunitárias. Mesmo com uma vacina, o controlo da população de mosquitos e a prevenção das picadas serão necessários para controlar a doença de chikungunya.[(47-51)]

TRATAMENTO

Atualmente, não existe tratamento específico para a chikungunya. São recomendados cuidados de apoio e o tratamento sintomático da febre e do inchaço das articulações inclui a utilização de AINEs como o naproxeno, analgésicos não aspirínicos como o paracetamol (acetaminofeno) e líquidos.[(1)] A aspirina não é recomendada devido ao risco acrescido de hemorragia. Apesar dos efeitos anti-inflamatórios, os corticosteróides não são recomendados durante a fase aguda da doença, uma vez que podem A imunoterapia passiva tem potenciais benefícios no tratamento da chikungunya. Os estudos em animais que utilizaram a imunoterapia passiva foram eficazes e estão atualmente em curso estudos clínicos que utilizam a imunoterapia passiva nas pessoas particularmente vulneráveis à infeção grave. A imunoterapia passiva envolve a administração de anticorpos intravenosos humanos hiperimunes anti-CHIKV (imunoglobulinas) às pessoas expostas a um risco elevado de infeção por chikunguny .[52]

PROGNÓSTICO

A taxa de mortalidade da chikungunya é ligeiramente inferior a 1 em 1000.[53] As pessoas com mais de 65 anos, os recém-nascidos e as pessoas com problemas médicos crónicos subjacentes têm maior probabilidade de sofrer complicações graves. Os recém-nascidos são vulneráveis, pois é possível transmitir verticalmente a chikungunya da mãe para o bebé durante o parto, o que resulta em taxas elevadas de morbilidade, uma vez que os bebés não têm um sistema imunitário totalmente desenvolvido.[28] A probabilidade de sintomas prolongados ou de dores articulares crónicas aumenta com o aumento da idade e com doenças reumatológicas anteriores.[14,15]

EPIDERMILOGIA

Historicamente, a chikungunya tem estado presente sobretudo nos países em desenvolvimento. A doença causa cerca de 3 milhões de infecções por ano. As epidemias no Oceano Índico, nas ilhas do Pacífico e nas Américas continuam a alterar a distribuição da doença.[54] Em África, a chikungunya propaga-se através de um ciclo em que o vírus circula largamente entre primatas não humanos, pequenos mamíferos e mosquitos entre surtos humanos. Durante os surtos, devido à elevada concentração de vírus no sangue das pessoas na fase aguda da infeção, o vírus pode circular dos seres humanos para os mosquitos e de volta para os seres humanos.[4]

Atualmente, os dados disponíveis não indicam se a introdução da chikungunya na Ásia ocorreu no século XIX ou mais recentemente, mas esta estirpe asiática epidémica causa surtos na Índia e continua a circular no Sudeste Asiático. Em África, os surtos estavam normalmente associados a chuvas fortes que provocavam o aumento da população de mosquitos. Em surtos recentes em centros urbanos, o vírus espalhou-se através da circulação entre humanos e mosquitos.(6)

As taxas globais de infeção por chikungunya são variáveis, dependendo dos surtos. Quando a chikungunya foi identificada pela primeira vez em 1952, tinha uma circulação de baixo nível na África Ocidental, com taxas de infeção associadas à precipitação. A partir da década de 1960, foram documentados surtos periódicos na Ásia e em África. No entanto, desde 2005, após várias décadas de relativa inatividade, a chikungunya reemergiu e causou grandes surtos em África, na Ásia e nas Américas. Na Índia, por exemplo, a chikungunya reapareceu após 32 anos de ausência de atividade viral/[55] ) Num surto de 2006, a Índia registou 1,25 milhões de casos suspeitos ([56,57] ).

Uma análise do código genético do vírus chikungunya sugere que o aumento da gravidade do surto de 2005 até à data pode dever-se a uma alteração na sequência genética que modificou o segmento E1 da proteína de revestimento viral do vírus, uma variante designada E1-A226V. Esta mutação permite potencialmente que o vírus se multiplique mais facilmente nas células dos mosquitos.([58] ) A alteração permite que o vírus utilize o mosquito tigre asiático (uma espécie invasora) como vetor, para além do vetor principal mais estritamente tropical, o *Aedes aegyptiS*[59] A transmissão reforçada do vírus chikungunya pelo *A. albopictus* poderia significar um risco acrescido de surtos noutras áreas onde o mosquito tigre asiático está presente/[60] *) O A albopictus* é uma espécie invasora que se espalhou pela Europa, Américas, Caraíbas, África e Médio Oriente.

Após a deteção do vírus zika no Brasil em abril de 2015, a primeira no hemisfério ocidental, pensa-se agora que alguns casos de chikungunya e dengue podem ser, de facto, casos ou co-infecções do vírus zika.

---

## HISTÓRIA

Acredita-se que a palavra "chikungunya" tenha derivado de uma descrição na língua Makonde, que significa "aquilo que se dobra para cima", da postura contorcida das pessoas afectadas pelas dores articulares graves e pelos sintomas artríticos associados a esta doença. A doença foi descrita pela primeira vez por Marion Robinson e W.H.R. Lumsden em 1955, após um surto em 1952 no Planalto de Makonde, ao longo da fronteira entre Moçambique e Tanganica (a parte continental da atual Tanzânia).[(61-63)]

De acordo com o relatório inicial de 1955 sobre a epidemiologia da doença, o termo "chikungunya" deriva do verbo de raiz makonde *kungunyala,* que significa secar ou ficar contorcido. Numa investigação concomitante, Robinson glosou o termo makonde mais especificamente como "aquilo que se dobra". Autores posteriores aparentemente ignoraram as referências à língua maconde e assumiram que o termo era derivado do suaíli, a *língua franca* da região. A atribuição errónea ao Swahili foi repetida em numerosas fontes impressas. Muitas grafias incorrectas do nome da doença são também de uso comum.

Desde a sua descoberta em Tanganica, África, em 1952, ocorreram ocasionalmente surtos do vírus chikungunya em África, no Sul da Ásia e no Sudeste Asiático, mas os surtos recentes espalharam a doença por uma área mais vasta.

O primeiro surto registado desta doença poderá ter ocorrido em 1779.(64) Este facto está de acordo com as provas de genética molecular que sugerem que a doença evoluiu por volta do ano 1700.(65)

## DENGUE

### MECANISMO

Quando um mosquito portador do vírus da dengue pica uma pessoa, o vírus penetra na pele juntamente com a saliva do mosquito. Liga-se aos glóbulos brancos e entra neles, reproduzindo-se no interior das células enquanto estas se deslocam pelo corpo. Os glóbulos brancos respondem produzindo uma série de proteínas de sinalização, como as citocinas e os interferões, que são responsáveis por muitos dos sintomas, como a febre, os sintomas semelhantes aos da gripe e as dores fortes. Na infeção grave, a produção do vírus no interior do organismo aumenta muito e muitos outros órgãos (como o fígado e a medula óssea) podem ser afectados. Devido à permeabilidade dos capilares, o fluido da corrente sanguínea vaza através da parede dos pequenos vasos sanguíneos para as cavidades do corpo. Como resultado, circula menos sangue nos vasos sanguíneos e a pressão arterial torna-se tão baixa que não consegue fornecer sangue suficiente aos órgãos vitais. Além disso, a disfunção da medula óssea devido à infeção das células estromais leva à redução do número de plaquetas, que são necessárias para uma coagulação sanguínea eficaz; isto aumenta o risco de hemorragia, a outra complicação importante da febre de dengue.(69)

## SINTOMAS

Muitas pessoas, especialmente crianças e adolescentes, podem não apresentar sinais ou sintomas durante um caso ligeiro de dengue. Quando os sintomas ocorrem, começam geralmente quatro a 10 dias depois de a pessoa ter sido picada por um mosquito infetado. Os sinais e sintomas da febre da dengue incluem mais frequentemente:

---

- Febre, até 106 F (41 C)
- Dores de cabeça
- Dores musculares, ósseas e articulares.
- Dor atrás dos olhos

Outros sintomas incluem:

- Erupção cutânea generalizada
- Náuseas e vómitos
- pequenas hemorragias nas gengivas ou no nariz

A maioria das pessoas recupera no espaço de cerca de uma semana. Nalguns casos, os sintomas agravam-se e podem tornar-se fatais. Os vasos sanguíneos ficam frequentemente danificados e com fugas. E o número de células formadoras de coágulos (plaquetas) na corrente sanguínea diminui. Isto pode causar:

- Hemorragia do nariz e da boca
- Dor abdominal intensa
- Vómitos persistentes
- Hemorragia sob a pele, que pode parecer uma nódoa negra
- Problemas nos pulmões, fígado e coração[(70)]

CAUSAS

A febre da dengue é causada por qualquer um dos quatro vírus da dengue transmitidos por mosquitos que se desenvolvem nos alojamentos humanos e nas suas proximidades. Quando um mosquito pica uma pessoa infetada com um vírus da dengue, o vírus entra no mosquito. Quando o mosquito infetado pica outra pessoa, o vírus entra na corrente sanguínea dessa pessoa.

Depois de a pessoa ter recuperado da febre da dengue, desenvolve-se imunidade ao vírus que a infectou, mas não aos outros três vírus da dengue. O risco de desenvolver dengue grave, também conhecido como febre hemorrágica da dengue, aumenta efetivamente se a pessoa for infetada uma segunda, terceira ou quarta vez.[(71)]

## FACTORES DE RISCO

Os factores que nos colocam em maior risco de desenvolver a febre de dengue ou a forma mais grave da doença incluem

- **Viver ou viajar em zonas tropicais.** Estar em zonas tropicais e subtropicais aumenta o risco de exposição ao vírus que causa a febre de dengue. As zonas de risco especialmente elevado são o Sudeste Asiático, as ilhas do Pacífico ocidental, a América Latina e as Caraíbas.
- **Infeção anterior com o vírus da febre de dengue.** A infeção anterior com um vírus da febre de dengue aumenta o risco de ter sintomas graves se for novamente infetado.[72]

## PREVENÇÕES

Estão a ser desenvolvidas seis vacinas contra a febre da dengue, mas ainda não estão disponíveis.

A vacina que está a ser mais desenvolvida é uma vacina de três doses para crianças. Os resultados de um ensaio de fase III foram publicados em julho de 2014. Este estudo mostrou que a vacina parece ser segura e preveniu as infecções por dengue em pouco mais de metade das vezes.

As pessoas que tomaram a vacina, mas mesmo assim foram infectadas com dengue, tiveram uma evolução mais branda da doença do que as que não foram vacinadas. Embora a vacina não seja tão eficaz como desejado, é segura. A empresa que fabrica esta vacina ainda não anunciou quaisquer planos para obter aprovação para comercializar a vacina.

Por isso, por enquanto, se uma pessoa vive ou viaja numa zona onde se sabe que existe dengue, a melhor maneira de evitar a dengue é evitar ser picado por mosquitos que transportam a doença.

Os residentes de zonas tropicais onde a febre da dengue é comum, estas dicas podem ajudar a reduzir o risco de picadas de mosquito:

- Permanecer em casas com ar condicionado ou bem protegidas. Os mosquitos que transportam o vírus da dengue são mais activos entre o amanhecer e o anoitecer, mas também podem picar durante a noite.
- Usar vestuário de proteção. Ao entrar em zonas infestadas de mosquitos, deve usar-se uma camisa de manga comprida, calças compridas, meias e sapatos.

- Utilizar repelente de mosquitos. A permetrina pode ser aplicada no vestuário, calçado, equipamento de campismo e redes de cama. Aplicar na pele um repelente que contenha pelo menos uma concentração de 10 por cento de N,N-Dietil-meta-toluamida (DEET).
- Reduzir o habitat dos mosquitos. Os mosquitos que transportam o vírus da dengue vivem normalmente dentro e à volta das casas, reproduzindo-se em água parada que se pode acumular em coisas como pneus de automóveis usados. A redução do habitat de reprodução reduziria as populações de mosquitos.

## 3. INVESTIGAÇÃO PREVISTA

A dengue e a chikungunya são uma das doenças mais mortais que se propagam através da picada de mosquitos e milhões de pessoas são afectadas por esta doença em todo o mundo. Esta doença tem sido também uma das principais ameaças a nível mundial nos tempos modernos. Foram efectuadas muitas pesquisas e investigações sobre esta doença em todo o mundo para a sua cura e medidas preventivas. O presente projeto foi realizado para estudar:

- O grupo etário e o género mais afectados pela dengue e pela chikungunya
- As medidas preventivas da dengue e da chikungunya
- As medidas curativas da dengue e da chikungunya, que incluíam vários tratamentos à base de plantas
- Sensibilizar a população de Haryana e arredores para a dengue e a chikungunya

## 4. MATERIAIS E METODOLOGIA

A investigação foi efectuada com base num inquérito realizado em vários distritos de Haryana, na Índia. Foram escolhidos quatro hospitais para o inquérito e a recolha de dados relativos à propagação do dengue e da Chikungunya. Também investigámos as medidas curativas e preventivas para o tratamento da dengue e da Chikungunya, que incluíam remédios e tratamentos à base de plantas.

### FONTES PRIMÁRIAS

Os quatro hospitais de diferentes distritos de Haryana foram a fonte primária dos nossos dados. Foram efectuadas visitas regulares a estes hospitais e os dados foram recolhidos com a autorização prévia das autoridades. Demos o nosso consentimento para utilizar os dados apenas para fins de investigação e a identidade dos doentes foi mantida confidencial. Os nomes utilizados no projeto são imaginários, enquanto os outros dados, como a cidade e a idade, são autênticos. Os hospitais visitados foram: Hospital Gaba, Yamunanagar; Hospital M.M., Mullana; Hospital Balbir Chaudhary, Karnal e Hospital K.D., Ambala.

### FONTES SECUNDÁRIAS

As fontes secundárias incluem diferentes recursos obtidos a partir da investigação em farmacognosia, da compilação de informações de vários livros, revistas e artigos da Web e da realização de estudos de mercado sobre os medicamentos à base de plantas habitualmente utilizados na formulação de medicamentos para a diabetes. Para a compilação do projeto, foram utilizadas as bases de dados Google Scholar, PubMed, Web of Science e Scopus.

## 5. RESULTADOS E DEBATES

No presente projeto, estudámos e verificámos as várias causas, sinais e sintomas da doença de chikungunya e da dengue. Monitorizámos de perto as condições ambientais dos pacientes para obter detalhes sobre a sua ocorrência e propagação.

Devido à menor ocorrência de chikungunya na nossa área de investigação, ou seja, em Haryana e arredores, e também devido à escassez de tempo, limitámos os nossos estudos futuros apenas à dengue e à sua epidemiologia.

A investigação foi efectuada com base num inquérito realizado em vários distritos de Haryana, na Índia. Foram escolhidos quatro hospitais para o inquérito e a recolha de dados relativos à propagação do dengue e da Chikungunya. Também investigámos as medidas curativas e preventivas para o tratamento da dengue e da Chikungunya, que incluíam remédios e tratamentos à base de plantas.

### FONTES PRIMÁRIAS

Os quatro hospitais de diferentes distritos de Haryana foram a fonte primária dos nossos dados. Foram efectuadas visitas regulares a estes hospitais e os dados foram recolhidos com a autorização prévia das autoridades. Demos o nosso consentimento para utilizar os dados apenas para fins de investigação e a identidade dos doentes foi mantida confidencial. Os nomes utilizados no projeto são imaginários, enquanto os outros dados, como a cidade e a idade, são autênticos. Os hospitais visitados foram: Gaba Hospital, Yamunanagar; M.M. Hospital, Mullana; Balbir Chaudhary Hospital, Karnal e K.D. Hospital, Ambala (Tabela 1).

# Quadro 1: Dados recolhidos nos quatro hospitais de Haryana:

| GABA HOSPITAL,YAMUNANAGAR,HARYANA | | | | |
|---|---|---|---|---|
| **S.No** | **Name** | **Age/Sex** | **Place** | **Date** |
| 1. | Talib | 30/M | Saharanpur | 10.10.16 |
| 2. | Yashoda | 43/F | Yamuna Nagar | 18.10.16 |
| 3. | Amar Lal | 77/M | Yamuna Nagar | 10.10.16 |
| 4. | Ravinder Kumar | 38/M | Saharanpur | 10.10.16 |
| 5. | Bhawna | 30/F | Radaur | 11.10.16 |
| 6. | Madhar | 28/M | Jagadhari | 11.10.16 |
| 7. | Pawan Kumar | 33/M | Mustafabad | 17.10.16 |
| 8. | Neelam | 40/F | Jagadhari | 12.10.16 |
| 9. | Chavi | 31/F | Chachrauli | 15.8.16 |
| 10. | Gagan | 19/F | Yamuna Nagar | 22.8.16 |
| 11. | Konika | 24/F | Govindpur | 13.9.16 |
| 12. | Pulkit | 20/M | Yamuna Nagar | 18.8.16 |
| 13. | Pradeep | 45/M | Radaur | 10.8.16 |
| 14. | Ramesh | 80/M | Karnal | 14.10.16 |
| 15. | Sanjay | 33/M | Yamuna Nagar | 12.9.16 |
| 16. | Chander Pal | 55/M | Yamuna Nagar | 5.9.16 |
| 17. | Sarika | 26/F | Jagadhari | 4.7.16 |
| 18. | Ravi Mittal | 50/M | Jagadhari | 18.9.16 |
| 19. | Gulshan Kumar | 34/M | Karnal | 25.9.16 |
| 20. | Abhishek | 23/M | Yamuna Nagar | 15.10.16 |
| 21. | Pardeep Singh | 34/M | Yamuna Nagar | 27.8.16 |
| 22. | Sandeep Gupta | 37/M | Jagadhari | 16.10.16 |

| 23. | Varun | 28/M | Jagadhari | 25.7.16 |
|---|---|---|---|---|
| 24. | Subhash Chand | 75/M | Radaur | 22.7.16 |
| 25. | Ravish Kumar | 37/M | Jagadhari | 16.10.16 |
| 26. | Neeraj | 40/M | Saharanpur | 8.9.16 |
| 27. | Gurmeet Singh | 37/M | Yamuna Nagar | 14.8.16 |
| 28. | Vishnu | 30/M | Yamuna Nagar | 20.7.16 |
| 29. | Kaushal Das | 56/M | Jagadhari | 16.10.16 |
| 30. | Gurdeep Kaur | 50/F | Yamuna Nagar | 23.9.16 |
| 31. | Seema Goyel | 32/F | Jagadhari | 13.11.16 |
| 32. | Upinder | 36/M | Yamuna Nagar | 3.9.16 |
| 33. | Sandeep | 14/M | Jagadhari | 16.9.16 |
| 34. | Amar Singh | 55/M | Yamuna Nagar | 15.9.16 |
| 35. | Gagan | 19/F | Yamunanagar | 13.8.16 |
| 36. | Puneet | 26/M | Jagadhari | 26.7.16 |

| M.M.HOSPITAL,MULLANA,AMBALA | | | | |
|---|---|---|---|---|
| 37 | Md.Jamshed | 60/M | Saharanpur | 17.9.16 |
| 38 | Pooja dutta | 26/F | Yamuna nagar | 7.10.16 |
| 39 | Ram kahali | 80/M | Saharanpur | 2.11.16 |
| 40 | Mansoor Hassan | 65/M | Saharanpur | 9.11.16 |
| 41 | Anil Kumar | 62/M | Ambala | 25.8.16 |
| 42 | Aanchal | 18/F | Sahabad | 6.10.16 |
| 43 | Sahil | 18/M | Saharanpur | 9.10.16 |
| 44 | Tehsin | 17/M | Kurukshetra | 27.9.16 |
| 45 | Manish | 21/M | Saharanpur | 26.10.16 |
| 46 | Vijay Kumar | 30/M | Ambala | 8.11.16 |
| 47 | Tushar Singh | 26/M | Jagadhari | 15.9.16 |
| 48 | Anil Saini | 51/M | Saharanpur | 22.8.16 |
| 49 | Sobha Batra | 32/F | Yamuna nagar | 25.10.16 |
| 50 | Manpreet Kaur | 36/F | Ambala | 28.10.16 |
| 51 | Raza Hussain | 26/M | Saharanpur | 11.10.16 |
| 52 | Shiwali Goyel | 31/F | Yamuna nagar | 13.9.16 |
| 53 | Farhan Abbasi | 35/M | Saharanpur | 22.9.16 |
| 54 | Kuldeep Singh | 40/M | Chandigarh | 25.8.16 |
| 55 | Arif Anwar | 27/M | Saharanpur | 17.7.16 |
| 56 | Sahil Jain | 29/M | Hissar | 24.9.16 |
| 57 | Taufique Ali | 34/M | Saharanpur | 11.10.16 |
| 58 | Asgar Khan | 33/M | Saharanpur | 22.10.16 |
| 59 | Ajay Rana | 24/M | Yamuna nagar | 19.9.16 |
| 60 | Sunil Pal | 45/M | Rohtak | 27.10.16 |
| **K. D.Hospital, Ambala, Haryana** | | | | |
| 61 | Sumit Goyel | 36/M | Ambala | 16.9.16 |
| 62 | Simarpreet Kaur | 25/F | Ambala | 21.10.16 |
| 63 | Amandeep Arora | 42/M | Shahabad | 28.10.16 |
| 64 | Dishant Gulathi | 51/M | Ambala | 29.7.16 |

| 65 | Gurpreet | 35/M | Naraingarh | 10.8.16 |
|---|---|---|---|---|
| 66 | Md Fayaz | 26/M | Shahabad | 25.9.16 |
| 67 | Mandeep | 43/M | Ambala | 5.11.16 |
| 68 | Simran Sharma | 31/F | Shahbad | 9.10.16 |
| 69 | Ashish kumar | 27/M | Ambala | 25.9.16 |
| 70 | Amar Saini | 34/M | Yamuna nagar | 26.9.16 |
| 71 | Sheikh Yunous | 29/M | Ambala | 2.11.16 |
| 72 | Manish Gujjar | 38/M | Shahbad | 8.10.16 |
| 73 | Shafaq Ansari | 33/M | Saharanpur | 29.9.16 |
| 74 | Reena Pal | 27/F | Yamuna nagar | 9.11.16 |
| 75 | Nimit Gujjar | 39/M | Saharanpur | 17.8.16 |
| 76 | Shabina Khatoon | 24/F | Saharanpur | 28.7.16 |
| 77 | Naseem Quadri | 35/M | Yamuna nagar | 19.8.16 |
| 78 | Manisha Sharma | 27/F | Ambala | 30.10.16 |
| 79 | Rahul Saini | 51/M | Kurukshetra | 22.7.16 |
| 80 | Joginder Sharma | 31/M | Saharanpur | 13.7.16 |
| 81 | Fahtima Ejaz | 43/F | Chandigarh | 26.8.16 |
| **Balbir Chaudhary Hospital, Karnal, Haryana** | | | | |
| 82 | Aruj Kumar | 28/M | Taraori | 10.10.16 |
| 83 | Tijender singh | 34/M | Nilokheri | 25.8.16 |
| 84 | Ravi kaushik | 24/M | Gharaunda | 15.10.16 |
| 85 | Zoya Begum | 36/F | Karnal | 27.9.16 |
| 86 | Lovepreet singh | 31/M | Karnal | 13.7.16 |
| 87 | Amit Aggrawal | 25/M | Karnal | 30.9.16 |
| 88 | Lokesh Mittal | 27/M | Panipat | 22.10.16 |
| 89 | Arvind Saini | 32/M | Kaithal | 5.8.16 |
| 90 | Md.Taha | 22/M | Nissing | 28.10.16 |
| 91 | Abhishek | 45/M | Jamba | 25.7.16 |
| 92 | Prince Aggrawal | 35/M | Jamba | 11.9.16 |

| | | | | |
|---|---|---|---|---|
| 93 | Vilas Paswan | 21/M | Taraori | 3.11.16 |
| 94 | Ankit Mittal | 34/M | Karnal | 7.10.16 |
| 95 | Shahruf Ali | 23/M | Karnal | 29.9.16 |
| 96 | Vikas Singh | 26/M | Taraori | 9.11.16 |
| 97 | Manoj Rana | 29/M | Niokheri | 5.10.16 |
| 98 | Nazrina Nourin | 34/F | Karnal | 2.10.16 |
| 99 | Nihaal Singh | 30/M | Taraori | 28.9.16 |
| 100 | Mansi Aggrawal | 22/F | Karnal | 9.10.16 |

A partir destes dados, analisámos que o grupo etário mais afetado é o dos 25-40 anos, os meses mais afectados são entre setembro e novembro e os homens adultos são mais afectados por esta doença do que as mulheres. As investigações epidemiológicas da dengue estão representadas na forma dos gráficos 1 a 4 que se seguem.

**FIGURA 1: Gráfico que mostra o número de casos de dengue por mês**

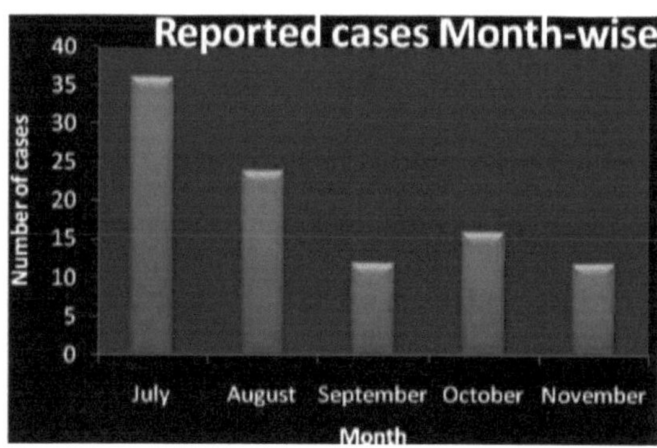

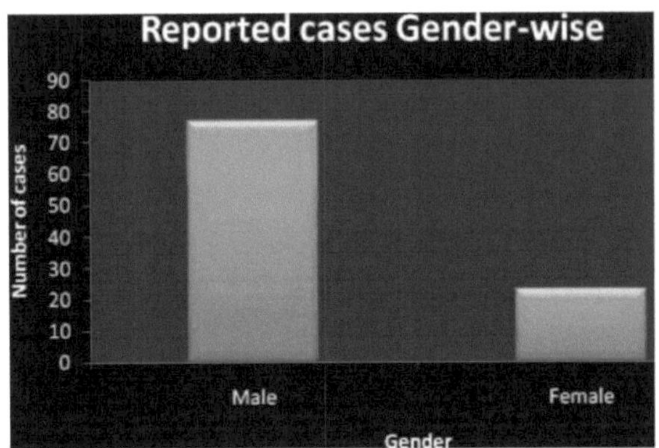


**FIGURA 2: Gráfico que mostra o número de casos de dengue em função do género**

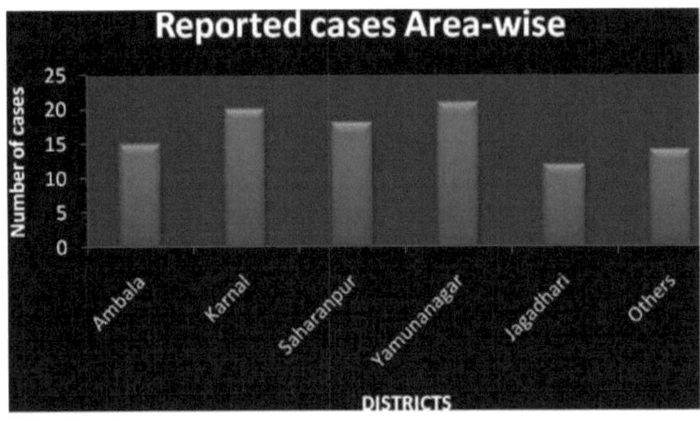


**FIGURA 3: Gráfico que mostra o número de casos de dengue por distrito**

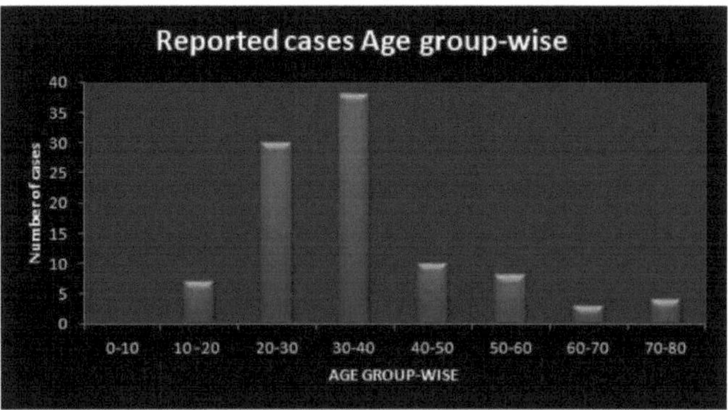


**FIGURA 4: Gráfico mostrando o número de casos de dengue por faixa etária**

## FONTES SECUNDÁRIAS

As fontes secundárias do nosso estudo foram as medidas curativas para o tratamento do dengue e da chikungunya. Descobrimos vários remédios à base de plantas para o tratamento destas doenças mortais, uma vez que os medicamentos à base de plantas são mais convenientes para os doentes. Muitos medicamentos naturais ou à base de plantas motivam o sistema imunitário. Apesar de lutar contra uma determinada doença, todo o sistema imunitário é estimulado por estes medicamentos à base de plantas, facilitando o combate a bactérias, vírus e doenças através da proliferação de glóbulos brancos para evitar sinais e sintomas. Os vários medicamentos à base de plantas que têm um bom efeito terapêutico contra o dengue e a chikungunya são:

## CHIKUNGUNYA

### 1. Giloy para a Chikungunya

Cientificamente chamada *Tinospora cordifolia* e vulgarmente conhecida como "Guduchi", esta planta é utilizada em medicamentos ayurvédicos e à base de plantas para tratar a febre associada a diferentes doenças. As suas propriedades anti-inflamatórias, anti-artríticas e imunomoduladoras aliviarão os sintomas do chikungunya. Também possui propriedades antimicrobianas que podem ajudar a recuperar rapidamente da infeção.

**Nome Botânico:** *Tinospora cordifolia*

**Família:** Menispermaceae

**Nome Comum:**Guduchi,Amrita,Galo

**Utilizações:** No tratamento da iterícia, diabetes, também utilizado como imunoestimulante.

**Botânica:** É um arbusto trepador originário da Índia e também encontrado no Sri Lanka, de madeira branca, macia e porosa. Os ramos têm folhas lisas e em forma de coração.

**Constituintes químicos:** Os principais constituintes incluem o alcaloide berberina, tinospporina, palmitina, tembetarina, colina, isocolumbina e tertrahidropalmatina; os esteróides sitosterol, octacosanol, heptacosanol, makisterona, lactonas diterpenóides, furanolctonas e siringina/ )[66]

**Cuidado**

O Giloy não deve ser administrado a crianças com menos de cinco anos de idade. A dose para crianças com mais de cinco anos não deve exceder 250 mg por dia. Nos adultos, a dose diária não deve ser superior a 3 g por dia.

## 2. Folhas de papaia para a Chikungunya

Em infecções como a chikungunya e a dengue, a contagem de plaquetas sanguíneas é altamente afetada. A ingestão de folhas de papaia tem demonstrado aumentar estes números, ajudando assim o corpo a recuperar da infeção. Este extrato de folha também possui propriedades larvicidas contra a larva do mosquito que causa a chikungunya.

**Nome Botânico:** ***Carica papaya***

**Família:** Caricaceae.

**Constituintes químicos:** Critoxantina, beta-caroteno, violaxantina, criptoflavina, neoxantina e crisantemaxantina.

**Utilizações:** Anti-sético, antimicrobiano, antiparasitário, anti-inflamatório, anti-hipertensivo, diurético, anti-hiperlipidémico, antidiabético e atividade contraceptiva/ )[67]

### 3. Pasta de alho

O alho é frequentemente utilizado para aliviar as dores nas articulações. Quando aplicado externamente, alivia a dor e a inflamação e também melhora a circulação.

**Nome Botânico**: *Allium sativum*

**Família**: Liliaceae.

**Constituintes químicos**: Óleos essenciais, alina, um aminoácido com enxofre, alicina, sulfureto de alilo, polissulfuretos responsáveis pelo odor desagradável do óleo.

**Utilizações**: Agente aromatizante, antibacteriano, em caso de hipertensão, tratamento de tumores malignos, estimulante gástrico e inseticida/ )[68]

### 4. Cúrcuma

Um dos remédios caseiros mais eficazes para uma série de doenças, a curcuma é também uma especiaria popular na Índia. A curcuma contém curcumina, um forte antioxidante que exibe caraterísticas anti-inflamatórias. Isto faz com que a curcuma seja um remédio caseiro eficaz para curar os sintomas da Chikungunya

**Nome Botânico**: *Curcuma longa*

**Família**: Zingiberaceae.

**Parte utilizada**: Rizomas secos.

**Constituintes químicos**: Curcuminóides: curcumina; desmetoxi curcumina; bidesmetoxi curumina óleo volátil (5%) açúcares; substâncias amargas; óleos fixos e ácidos.

**Utilizações**: Colerético e colagogo; agente anti-inflamatório; aromático; estimulante; tónico e carminativo; em doenças respiratórias; para baixar o nível de colesterol no sangue; antimicrobiano e anti-fertilidade.[(68)]

### 5. Pimentos

As malaguetas são ricas em capsaicina, um agente anti-inflamatório eficaz. A investigação científica provou que este composto reduz a inflamação. Também alivia a dor ao bloquear o composto chave que é responsável pelo envio do sinal de dor para o cérebro.

**Cuidado**

Utilizar luvas para fazer a pasta. Tenha cuidado para não tocar na sua cara, especialmente nos olhos. A pasta de pimenta pode arder ligeiramente, especialmente se tiveres pele sensível.

**1. Folhas de Tulsi (manjericão)**

As folhas de Tulsi (manjericão) são muito eficazes quando são utilizadas para tratar a febre chikungunya. Estas folhas reduzem a febre e aumentam a imunidade do corpo. A sua vasta gama de atividade antimicrobiana irá acelerar o processo de recuperação.

**Nome Botânico**: *Ocimum sanctum, O. Basilicum*

**Família**: Labiatae.

**Partes utilizadas**: Folhas frescas e secas.

**Constituintes químicos**: Óleos essenciais, fenóis (eugenol 70%), nerol, eugenol, éter metílico, cariofileno, terpineno 4-ol, a-selineno e 0-pineno, cânfora e carvacl.

**Utilizações**: Expetorante, estomacal, carminativo, refrigerante e febrífugo, anti-bacteriano, inseticida, agente anti-fertilidade.(68)

**10. Água de coco**

A água de coco é um bom remédio para o fígado, bem como para o vírus chikungunya. Beber água de coco é um dos melhores remédios caseiros, pois ajuda os doentes a recuperar rapidamente, desintoxicando o fígado. O seu teor de manganês ajuda a reduzir as dores nas articulações, uma vez que actua como um agente anti-inflamatório.

**DENGUE**

Por exemplo, a dengue é uma doença viral, sendo especificados os antivirais à base de plantas. Segue-se uma compilação das plantas medicinais que são utilizadas como remédio para a dengue e cuja eficácia e segurança na cura desta doença foram cientificamente comprovadas e validadas/ )[73]

1. **Giloy:** Giloy/Giloe é uma erva muito importante na Ayurveda. Ajuda a manter a taxa metabólica, fortalece o sistema imunitário e protege o corpo contra infecções/[74] ) É um arbusto trepador nativo da Índia e também encontrado no Sri Lanka. A madeira é branca, macia e porosa. Os ramos têm folhas lisas e em forma de coração.

*Nome* **Botânico:***Tinospora cordifolia*

**Nome comum:** Guduchi, Amrita, Giloe

**Família:** Menispermaceae

**Constituintes químicos:** Os principais constituintes incluem o alcaloide berberina, tinosporina, palmitina, tembetarina, colina, isocolumbina e tertrahidropalmatina; os esteróides sitosterol, octacosanol, heptacosanol, makisterona, lactonas diterpenóides, furanolctonas e siringina/ )[75]

**Utilizações:** No tratamento da iterícia, diabetes, também utilizado como imunoestimulante.

2. **Folhas de papaia:** Ajuda a aumentar a contagem de plaquetas e reduz os sintomas da febre, como dores no corpo, arrepios, sensação de desânimo, cansaço fácil e náuseas. As folhas são esmagadas e o sumo é tomado, o que ajuda a eliminar as toxinas.

**Nome Botânico:** *Carica papaya*

**Família:** Caricaceae

**Constituintes químicos:** Critoxantina, beta-caroteno, violaxantina, criptoflavina, neoxantina e crisantemaxantina.

**Utilizações:** Anti-sético, antimicrobiano, antiparasitário, anti-inflamatório, foram relatadas na literatura actividades anti-hipertensivas, diuréticas, anti-hiperlipidémicas, antidiabéticas e contraceptivas/ )[76]

3. **Folhas de feno-grego:** Estas folhas são conhecidas por reduzir a febre e atuar

como um sedativo para aliviar a dor e promover um sono mais repousante para os doentes. Pode mergulhar as folhas em água e depois bebê-las ou pode obter pó de feno-grego e misturá-lo com água e tomá-lo.

Pertencente à família do feijão, o feno-grego é uma planta anual erecta com caules longos e delgados que atingem 30 a 60 cm de altura. A planta tem folhas verde-acinzentadas, tripartidas e dentadas. As flores brancas ou amarelas pálidas aparecem no verão e desenvolvem-se em vagens de sementes longas e delgadas, em forma de espada, com uma ponta curva em forma de bico. Cada vagem contém cerca de 10 a 20 sementes pequenas, castanho-amareladas e angulares. Estas são secas para formar a especiaria comercial. A planta desenvolve-se a pleno sol em solos ricos e bem drenados e tem um odor a especiarias que permanece nas mãos após o contacto.

**Nome Botânico:** *Trigonellafoenum-graecum*

**Família**: Fabaceae

**Utilizações**: Dados clínicos de estudos muito pequenos sugerem a utilização do feno-grego para reduzir o colesterol. É utilizado como aromatizante na cozinha indiana e asiática e na medicina popular para o tratamento de furúnculos, celulite e tuberculose, e pelos seus efeitos anti-inflamatórios e diuréticos/ )[77]

**Constituintes químicos:** Inclui flavonóides, alcalóides, cumarinas, vitaminas e saponinas. O alcaloide mais prevalente é a trigonelina e as cumarinas incluem o ácido cinâmico e a escopoletina.[(7 8)]

**4. Goldenseal:** A Goldenseal é uma erva cuja raiz seca é utilizada para fazer medicamentos. Tem a capacidade de eliminar muito rapidamente os sintomas da febre de dengue e de eliminar o vírus do organismo. As suas folhas são utilizadas quer esmagando-as e mastigando-as, quer preparando sumo.

**Nome Botânico:** *Hydrastatis Canadensis*

**Família:** Ranunculaceae

**Utilizações:** A Goldenseal pode ser útil em infecções tópicas e é utilizada como colírio, mas não existem ensaios clínicos que comprovem a sua eficácia. A Goldenseal tem sido incluída em preparações para constipações e gripes devido aos seus efeitos anticatarrais, mas há poucas provas que sustentem esta utilização e os seus efeitos são discutíveis. O extrato de berberina da Goldenseal tem sido utilizado para tratar a diarreia/ )[79]

**Constituintes químicos:** A Goldenseal contém os alcalóides isoquinolínicos: hidrastina, berberina, berberastina, hidrastinina, tetrahidroberberastina, canadina e canalidina. Um composto relacionado, a 8-oxotetrahidrotalifendina, foi identificado num estudo/ )[80]

**5. Açafrão-da-terra:** Os rizomas secos são utilizados para aumentar o metabolismo e ajudam a acelerar o processo de cicatrização de feridas. É geralmente consumido juntamente com leite.

**Nome Botânico**: *Curcuma longa*

**Família**: Zingiberaceae

**Constituintes químicos**: Curcuminóides: curcumina; desmetoxi curcumina; bidesmetoxi curumina óleo volátil (5%) açúcares; substâncias amargas; óleos fixos e ácidos.

**Utilizações**: Colerético e colagogo; agente anti-inflamatório; aromático; estimulante; tónico e carminativo; em doenças respiratórias; para baixar o nível de colesterol no sangue; antimicrobiano e anti-fertilidade.[(81)]

**6. TULSI:** O Tulsi, também conhecido como manjericão sagrado, é cultivado para fins religiosos e medicinais na Índia. Esta planta é venerada como um elixir da vida devido às suas vastas propriedades medicinais. Utilizam-se tanto as folhas frescas como as secas.

**Nome Botânico**: *Ocimum sanctum, O. Basilicum*

**Família**: Labiatae.

**Constituintes químicos**: Óleos essenciais, fenóis (eugenol 70%), nerol, eugenol, éter metílico, cariofileno, terpineno 4-ol, a-selineno e 0-pineno, cânfora e carvacl.

**Utilizações**: Expetorante, estomacal, carminativo, refrigerante e febrífugo, antibacteriano, inseticida, agente anti-fertilidade.[81]

**7. Equinácea**

A equinácea (também designada por coneflowers) é uma erva excecionalmente famosa, nomeadamente para tratar as constipações e a gripe. Pertencente à família das margaridas Asteraceae, a equinácea é um género de plantas herbáceas com flores.

**Nome Botânico:** *Echinacea purpurea*

**Família:** Asteraceae

**Utilizações:** A planta tem propriedades anti-virais reais, uma vez que motiva as células a produzir proteínas adicionais e interferão, produzidos e libertados pelos linfócitos em reação à ocorrência de bactérias e vírus. A equinácea também evita e trata a dengue, porque as constipações são virais. A equinácea aumenta certamente o interferão e, consequentemente, motiva o sistema imunitário como um todo.

**Componentes químicos:** estigmasterol, quercetina, espinasterol, beta-daucosterol, ácido octacosanóico, siringaresinol, schensianol A, 3, 10, 11-tri-hidroxi-3, 7, 11-trimetil-dodeca-1, 6-dieno, negunfUrol.[82]

**8. Ipecacuanha**

**Nome Botânico**: *Carapichea ipecacuanha*

**Família:** Rubiaceae

**Parte utilizada:** Rizomas secos

**Utilizações: 1.** Para evitar doenças pandémicas como a dengue, a Ipecacuanha pode ser recomendada diariamente durante a época alta da dengue. Os remédios legais podem ser assumidos no início da época alta e recorrentes uma vez de 4 em 4 semanas durante a época alta.

**2.** Ajuda a estancar hemorragias.

**Constituintes químicos**: Alcalóides, emetina, cefalina, psicotrina.[83]

**9. Folhas e óleo de neem**

**Nome botânico:** *Azadirachra indica*

**Família:** Meliaceae

**Utilizações**: As folhas de Neem e o óleo de Neem são um agente purificador incrível e devem ser aplicados duas a três vezes por dia sobre um pano húmido e quente em doses de 15 a 60g. Uma mistura de dois por cento de óleo de Neem com óleo de coco, aplicada nas partes descobertas do corpo de voluntários humanos, deu uma proteção completa durante doze horas contra as picadas de mosquitos. Investigações laboratoriais sobre as propriedades antivirais do Neem demonstraram que os extractos das folhas da planta impedem a replicação de 2 estirpes virais antagónicas e mostraram o resultado do composto de Neem na replicação do vírus do dengue de tipo 2.

**Constituintes químicos**: Azadiractina, nimbina, nimbidina, nimbidol, sódio, nimbinato, gedunina, salanina, quercetina.[(84)]

**10. *Rhizophora apiculata***

**Botânica:** É uma árvore de mangue de até 20 m de altura que cresce na Austrália (Queensland e Território do Norte), Guam, Índia, Indonésia, Malásia, Micronésia, Nova Caledónia, Papua Nova Guiné, Filipinas, Singapura, Ilhas Salomão, Sri Lanka, Taiwan, Maldivas, Tailândia e Vietname.

**Família:** Rhizophoraceae

**Utilizações:** Foram relatadas propriedades anti-dengue do extrato etanólico de Rhizophora apiculata em DENV-2 em células Vero. R. apiculata exibiu atividade inibitória e uma atividade de partícula viral inactivada de 56,14% e 41,5% a concentrações de 12,5 e 100 pg mL-1, respetivamente.

**Componentes químicos:** 2-(2-etoxietoxi)etanol, hexadecametilciclooctasiloxano, 3,4-dietilfenol, kaur-16eno, benzofenona.[(73)]

**11. *Momordica charantia***

**Botânica:** Também conhecida como melão amargo ou peria (Malásia), é uma planta trepadeira tropical e subtropical presente em toda a Ásia, África e Caraíbas.

**Família:** Cucurbitáceas

**Utilizações:** A MNTD do extrato metanólico de Momordica charantia contra células Vero E6 foi investigada in vitro. A M. charantia registou uma dose máxima que não foi tóxica para as células de 0,20 mg mL-1. O extrato metanólico de M. charantia mostrou um efeito inibitório sobre o DENV-1 através de um ensaio antiviral baseado em efeitos citopáticos.

**Constituintes químicos:** Alcalóides, saponinas, glucósido, charantina, momordicina, ácido ascórbico, matéria mineral, hidratos de carbono/ )[85]

**12. Amla**

**Nome botânico:** *Embelica officinalis*

**Botânica:** É uma árvore de tamanho pequeno ou médio que se encontra em todas as florestas de folha caduca da Índia. É cinzento-esverdeada e tem uma casca lisa.

**Componentes químicos:** Vitamina C, lípidos, filgras, taninos, ferro, cálcio, fósforo, pectina.

**Utilizações:** É utilizado como diurético e laxante. Os frutos secos são dados na diarreia. Também é utilizado na iterícia e na anemia. É também adicionado a óleos e champôs. É uma fonte rica de vitamina C.[(85)]

**13 Goiaba**

**Nome botânico:** *Psidium guajava*

**Constituintes químicos:** Hidratos de carbono, gorduras, proteínas, fósforo, vitamina A, tiamina, niacina, hexanal (65,9%), -butirolactona (7,6%), (E)-2-hexenal (7,4%), (E,E)-2,4-hexadienal (2,2%), (Z)-3-hexenal (2%), (Z)- 2-hexenal (1%), acetato de (Z)-3-hexenilo (1,3%) e fenol.

**Utilizações:** Diarreia, dores de estômago, diabetes mellitus, hipertensão, febrífugo, antiespasmódico, reumatismo, convulsões, adstringente, coração e prisão de ventre, conjuntivite, tosse, diarreia, problemas digestivos, disenteria, edema, gota, hemorragias, gastroenterite, gastrite, problemas pulmonares, choque, corrimento vaginal, vertigens, vómitos, vermes.[86)]

# CONCLUSÕES

Investigámos e estudámos dados de doentes com dengue, que serviram como fontes primárias de investigação, e também analisámos várias medidas curativas para o tratamento da dengue e da chikungunya, que incluíam remédios à base de plantas, que foram as nossas fontes secundárias de investigação. A febre da dengue é uma doença perigosa e depilatória, e é uma ameaça crescente para a saúde global. A dengue é a segunda doença mais comum no mundo. As organizações mundiais de saúde estimaram que entre 50 e 100 milhões de pessoas sofrem de dengue todos os anos.

A literatura revelou que a dengue se tornou uma ameaça mortal nos últimos 5 anos. Tem a sua própria capacidade de se espalhar e infetar grandes proporções da população. É muito provável que continue a propagar-se, a menos que sejam tomadas medidas para melhorar o reconhecimento da doença, controlar os vectores responsáveis pela transmissão e comunicar rapidamente informações epidemiológicas aos peritos em controlo de vectores e a outros funcionários da saúde pública. Espera-se que a partilha atempada de informações precisas ajude a controlar a propagação e a magnitude de futuros surtos.

Assim, a partir da nossa investigação, descobrimos que a prevenção é a melhor opção para evitar estas doenças mortais como o dengue e o chikungunya, uma vez que é sempre melhor prevenir do que remediar. Embora não nos tenhamos cruzado com um número contabilístico de casos de chikungnya e não tenhamos podido retirar muita informação sobre a sua epidemiologia. Mas recolhemos dados consideráveis sobre o dengue e apresentámos alguns factos interessantes sobre a doença.

O projeto em curso revelou alguns dos seguintes factos interessantes:

A idade é uma variável importante na evolução da infeção viral do dengue

As taxas de hospitalização são mais elevadas em adultos com idades compreendidas entre os 20 e os 40 anos

A população masculina é mais propensa do que a população feminina

A época de infeção da dengue é principalmente de julho a setembro, ou seja, precisamente na pré-monção e na estação das monções

Das zonas em estudo, Yamunanagar parece ser a mais afetada, seguida de Karnal

Embora os casos positivos de dengue sejam registados ao longo de todo o ano, torna-se imperativo controlar a dengue durante a estação das chuvas, limpando/fumigando as nossas casas e arredores. O vírus da dengue tem quatro estirpes. E continuam a ser envidados esforços para desenvolver uma vacina que seja eficaz contra as quatro estirpes. Mas, infelizmente, o facto é que, se uma estirpe tiver causado a infeção, uma infeção consequente por outra estirpe pode causar a febre hemorrágica do dengue. Assim, a dengue recorrente é muito mais perigosa do que a infeção primária. A infeção após a vacinação pode ser igualmente perigosa para a vida. Por conseguinte, a prevenção continua a ser a única chave para resolver esta ameaça da dengue.

## REFERÊNCIAS

1. Caglioti, C; Lalle, E; Castilletti, C; Carletti, F; Capobianchi, MR; Bordi, L (julho de 2013). "Infeção pelo vírus Chikungunya: uma visão geral.". A nova microbiologia. 36 (3): 211-27.
2. Staples JE, Fischer M (2014). Vírus Chikungunya nas Américas - o que um patógeno transmitido por vetor pode fazer. N. Engl. J. Med. 371 (10): 887-9.
3. Thiberville, Simon-Djamel; Moyen, Nanikaly; Dupuis-Maguiraga, Laurence; Nougairede, Antoine; Gould, Ernest A.; Roques, Pierre; de Lamballerie, Xavier (2013). "Febre de Chikungunya: Epidemiologia, síndrome clínica, patogénese e terapia".
4. Powers AM, Logue CH (setembro de 2007). "Mudança de padrões do vírus chikungunya: reemergência de um arbovírus zoonótico". J. Gen. Virol. 88 (Pt 9): 2363-77.
5. Burt, Felicity J; Rolph, Micheal S; Rulli, Nestor E; Mahalingam, Suresh; Heise, Mark T (2012). "Chikungunya: um vírus reemergente". The Lancet. 379 (9816): 662-671.
6. Weaver, Scott C.; Lecuit, Marc (2015). "Vírus Chikungunya e a disseminação global de uma doença transmitida por mosquitos". Jornal de Medicina da Nova Inglaterra. 372 (13): 1231-1239.
7. Chhabra M, Mittal V, Bhattacharya D, Rana U, Lal S (2008). "Febre de Chikungunya: uma infeção viral reemergente". Indian J Med Microbiol. 26 (1): 5-12.
8. Capeding, MR; Chua, MN; Hadinegoro, SR; Hussain, II; Nallusamy, R; Pitisuttithum, P; Rusmil, K; Thisyakorn, U; Thomas, SJ; Huu Tran, N; Wirawan, DN; Yoon, IK; Bouckenooghe, A; Hutagalung, Y; Laot, T; Wartel, TA (2013). "Dengue e outras causas comuns de doença febril aguda na Ásia: um estudo de vigilância ativa em crianças.". PLoS doenças tropicais negligenciadas. 7 (7): e2331.
9. Mahendradas P, Ranganna SK, Shetty R, Balu R, Narayana KM, Babu RB, Shetty BK (fevereiro de 2008). "Manifestações oculares associadas à chikungunya". Ophthalmology.115 (2): 287-91

10. MacFadden, D. R.; Bogoch, I. I. (2014). "Chikungunya". Jornal da Associação Médica Canadense. 186 (10): 775-775

11. Parashar, Deepti; Cherian, Sarah (2014). "Perspectivas antivirais para o vírus Chikungunya". BioMed Research International. 2014: 1-11.

12. Munoz-Zanzi, Claudia; Javelle, Emilie; Ribera, Anne; Degasne, Isabelle; Gauzere, Bernard-Alex; Marimoutou, Catherine; Simon, Fabrice (2015). "Gestão específica de distúrbios reumáticos pós-Chikungunya: Um estudo retrospetivo de 159 casos na Ilha da Reunião de 2006-2012". PLOS Doenças Tropicais Negligenciadas. 9 (3): e0003603

13. Fourie ED, Morrison JG (28 de julho de 1979). "Síndrome artrítica reumatoide após febre chikungunya". Médico sul-africano [Suid-Afrikaanse tydskrif vir geneeskunde]. 56(4): 130-2.

14. Schilte C, Staikowsky F, Staikovsky F, Couderc T, Madec Y, Carpentier F, Kassab S, Albert ML, Lecuit M, Michault A (2013). "Artralgia de longo prazo associada ao vírus Chikungunya: um estudo longitudinal prospetivo de 36 meses.". PLoS doenças tropicais negligenciadas.7 (3): e2137

15. Gerardin P, Fianu A, Michault A, Mussard C, Boussaid K, Rollot O, Grivard P, Kassab S, Bouquillard E, Borgherini G, Gauzere BA, Malvy D, Breart G, Favier F (9 de janeiro de 2013). "Preditores do reumatismo Chikungunya: uma pesquisa prognóstica auxiliar ao estudo de coorte TELECHIK.". Pesquisa e terapia da artrite. 15 (1): R9

16. Moro ML, Grilli E, Corvetta A, Silvi G, Angelini R, Mascella F, Miserocchi F, Sambo P, Finarelli AC, Sambri V, Gagliotti C, Massimiliani E, Mattivi A, Pierro AM, Macini P (agosto de 2012). "Manifestações clínicas da infeção por chikungunya a longo prazo após um surto na Itália: um estudo de coorte prognóstico.". O Jornal da infeção. 65 (2): 165-72

17. Sissoko D, Malvy D, Ezzedine K, Renault P, Moscetti F, Ledrans M, Pierre V (2009). "Post-epidemic Chikungunya disease on Reunion Island: course of rheumatic manifestations and associated factors over a 15-month period.". PLoS doenças tropicais negligenciadas. 3 (3): e389

18. Larrieu S, Pouderoux N, Pistone T, Filleul L, Receveur MC, Sissoko D, Ezzedine

K, Malvy D (Jan. 2010). "Factores associados à persistência de artralgia entre viajantes infectados com o vírus Chikungunya: relato de 42 casos franceses". Journal of clinical virology: a publicação oficial da Sociedade Pan-Americana de Virologia Clínica. 47 (1): 85-8.

19. Manimunda SP, Vijayachari P, Uppoor R, Sugunan AP, Singh SS, Rai SK, Sudeep AB, Muruganandam N, Chaitanya IK, Guruprasad DR (junho de 2010). "Progressão clínica da febre chikungunya durante os estágios artríticos agudos e crônicos e as mudanças na morfologia articular reveladas por imagens". Transacções da Sociedade Real de Medicina Tropical e Higiene. 104 (6): 392-9.
20. Ozden S, Huerre M, Riviere JP, Coffey LL, Afonso PV, Mouly V, de Monredon J, Roger JC, El Amrani M, Yvin JL, Jaffar MC, Frenkiel MP, Sourisseau M, Schwartz O, Butler-Browne G, Despres P, Gessain A, Ceccaldi PE (13 de junho de 2007). "Células satélites do músculo humano como alvos da infeção pelo vírus Chikungunya.". PLoS ONE. 2 (6): e527.
21. Hoarau JJ, Jaffar Bandjee MC, Krejbich Trotot P, Das T, Li-Pat-Yuen G, Dassa B, Denizot M, Guichard E, Ribera A, Henni T, Tallet F, Moiton MP, Gauzere BA, Bruniquet S, Jaffar Bandjee Z, Morbidelli P, Martigny G, Jolivet M, Gay F, Grandadam M, Tolou H, Vieillard V, Debre P, Autran B, Gasque P (15 de maio de 2010). "Inflamação crónica persistente e infeção pelo alfa-vírus artritogénico Chikungunya apesar de uma resposta imunitária robusta do hospedeiro". Journal of immunology (Baltimore, Md.: 1950). 184 (10): 591427
22. Hawman DW, Stoermer KA, Montgomery SA, Pal P, Oko L, Diamond MS, Morrison TE (dezembro de 2013). "A doença articular crônica causada pela infeção persistente pelo vírus chikungunya é controlada pela resposta imune adaptativa.". Jornal de Virologia. 87 (24): 13878-88.
23. Teo TH, Lum FM, Claser C, Lulla V, Lulla A, Merits A, Renia L, Ng LF (1 de janeiro de 2013). "Um papel patogênico para as células T CD4 + durante a infeção pelo vírus Chikungunya em camundongos". Jornal de imunologia (Baltimore, Md.: 1950). 190 (1): 259-69.
24. Labadie K, Larcher T, Joubert C, Mannioui A, Delache B, Brochard P, Guigand L, Dubreil L, Lebon P, Verner B, de Lamballerie X, Suhrbier A, Cherel Y, Le

Grand R, Roques P (março de 2010). "A doença de Chikungunya em primatas não humanos envolve a persistência viral a longo prazo em macrófagos". The Journal of Clinical Investigation. 120 (3): 894-906.

25. Sun, S.; Xiang, Y.; Akahata, W.; Holdaway, H.; Pal, P.; Zhang, X.; Diamond, M. S.; Nabel, G. J.; Rossmann, M. G. (2013). "Análises estruturais em resolução pseudo atômica do vírus Chikungunya e anticorpos mostram mecanismos de neutralização".
26. Weaver, Scott C; Osorio, Jorge E; Livengood, Jill A; Chen, Rubing; Stinchcomb, Dan T (2012). "Vírus Chikungunya e perspectivas de uma vacina". Revisão especializada de vacinas. 11(9): 1087-1101.
27. Powers AM, Brault AC, Shirako Y, Strauss EG, Kang W, Strauss JH, Weaver SC (novembro de 2001). "Relações evolutivas e sistemática dos alfavírus". Journal of Virology. 75 (21.
28. Morrison, T. E. (2014). "Reemergência do vírus Chikungunya". Jornal de Virologia.88 (20): 11644-11647.
29. Ng LC, Hapuarachchi HC (2010). "Traçando o caminho da evolução e adaptação do vírus Chikungunya". Infect. Genet. Evol. 10 (7): 876-85.
30. Powers AM, Brault AC, Tesh RB, Weaver SC (fevereiro de 2000). "Reemergência dos vírus Chikungunya e O'nyong-nyong: evidência de linhagens geográficas distintas e relações evolutivas distantes". J . Gen. Virol. 81 (Pt 2): 471-9.
31. Enserink M (2007). "EPIDEMIOLOGIA: A doença tropical segue os mosquitos para a Europa". 317 (5844): 1485.
32. Sourisseau M, Schilte C, Casartelli N, Trouillet C, Guivel-Benhassine F, Rudnicka D, Sol-Foulon N, Le Roux K, Prevost MC, Fsihi H, Frenkiel MP, Blanchet F, Afonso PV, Ceccaldi PE, Ozden S, Gessain A, Schuffenecker I, Verhasselt B, Zamborlini A, Saib A, Rey FA, Arenzana-Seisdedos F, Despres P, Michault A, Albert ML, Schwartz O (junho de 2007)."Caracterização do vírus chikungunya reemergente.". PLoS Pathogens. 3 (6): 89.
33. Schilte C, Couderc T, Chretien F, Sourisseau M, Gangneux N, Guivel-Benhassine F, Kraxner A, Tschopp J, Higgs S, Michault A, Arenzana-Seisdedos F, Colonna M, Peduto L, Schwartz O, Lecuit M, Albert ML (15 de fevereiro de 2010). "O IFN

tipo I controla o vírus chikungunya através da sua ação em células não hematopoiéticas". O Jornal de Medicina Experimental.207 (2): 429-42.

34. Rohatgi A, Corbo JC, Monte K, Higgs S, Vanlandingham DL, Kardon G, Lenschow DJ (11 de dezembro de 2013). "A infeção de miofibras contribui para o aumento da patogenicidade durante a infeção com uma cepa epidêmica do vírus Chikungunya.". Jornal de Virologia. 88 (5): 2414-25

35. Schilte C, Couderc T, Chretien F, Sourisseau M, Gangneux N, Guivel-Benhassine F, Kraxner A, Tschopp J, Higgs S, Michault A, Arenzana-Seisdedos F, Colonna M, Peduto L, Schwartz O, Lecuit M, Albert ML (fevereiro de 2010). "O IFN tipo I controla o vírus chikungunya através da sua ação em células não hematopoiéticas". J. Exp. Med. 207 (2): 429-42.

36. Couderc T, Chretien F, Schilte C, Disson O, Brigitte M, Guivel-Benhassine F, Touret Y, Barau G, Cayet N, Schuffenecker I, Despres P, Arenzana-Seisdedos F, Michault A, Albert ML, Lecuit M (fevereiro de 2008). "Um modelo de rato para Chikungunya: a idade jovem e a sinalização ineficiente do interferão de tipo I são factores de risco para a doença grave".

37. Partidos CD, Weger J, Brewoo J, Seymour R, Borland EM, Ledermann JP, Powers AM, Weaver SC, Stinchcomb DT, Osorio JE (abril de 2011). "Sondando a atenuação e a eficácia protetora de uma vacina candidata ao vírus chikungunya em camundongos com sinalização de interferon (IFN) comprometida". Vacina. 29 (16): 3067-73.

38. White LK, Sali T, Alvarado D, Gatti E, Pierre P, Streblow D, Defilippis VR (janeiro de 2011). "O vírus Chikungunya induz a ativação da imunidade inata dependente de IPS-1 e o encerramento da tradução independente da proteína quinase R". J. Virol. 85 (1): 606-20.

39. Rudd PA, Wilson J, Gardner J, Larcher T, Babarit C, Le TT, Anraku I, Kumagai Y, Loo YM, Gale M, Akira S, Khromykh AA, Suhrbier A (setembro de 2012). "Os fatores de resposta do interferon 3 e 7 protegem contra a febre hemorrágica e o choque do vírus Chikungunya". J. Virol.86 (18): 9888-98.

40. Schilte C, Buckwalter MR, Laird ME, Diamond MS, Schwartz O, Albert ML (abril de 2012). "Vanguarda: papéis independentes para IRF-3 e IRF-7 em células

hematopoiéticas e não hematopoiéticas durante a resposta do hospedeiro à infeção por Chikungunya". J. Immunol. 188(7): 2967-71.

41. Akhrymuk I, Kulemzin SV, Frolova EI (julho de 2012). "Evasão da resposta imune inata: a proteína nsP2 do alfavírus do Velho Mundo induz a rápida degradação de Rpb1, uma subunidade catalítica da RNA polimerase II". J. Virol. 86 (13): 7180-91.

42. Fros JJ, Liu WJ, Prow NA, Geertsema C, Ligtenberg M, Vanlandingham DL, Schnettler E, Vlak JM, Suhrbier A, Khromykh AA, Pijlman GP (outubro de 2010). "A proteína não estrutural 2 do vírus Chikungunya inibe a sinalização JAK-STAT estimulada pelo interferão tipo I/II". J. Virol. 84 (20): 10877-87.

43. Voss, JE; Vaney, MC; Duquerroy, S; Vonrhein, C; Girard-Blanc, C; Crublet, E; Thompson, A; Bricogne, G; Rey, FA (2 de dezembro de 2010). "Organização glicoproteica das partículas do vírus Chikungunya revelada por cristalografia de raios X". Nature. 468 (7324): 709-12.

44. "Infecções pelo vírus Chikungunya". New England Journal of Medicine. 373: 9395.

45. Morens DM e Fauci AS (4 de setembro de 2014). "Chikungunya na porta - Deja Vu tudo de novo?". Jornal de Medicina da Nova Inglaterra. 371 (10): 885887.

46. Schilte, C; Staikowsky, F; Couderc, T; Madec, Y; Carpentier, F; Kassab, S; Albert, ML; Lecuit, M; Michault, A (2013). "Artralgia de longo prazo associada ao vírus Chikungunya: um estudo longitudinal prospetivo de 36 meses.". PLoS doenças tropicais negligenciadas. 7 (3): e2137.

47. Edelman R, Tacket CO, Wasserman SS, Bodison SA, Perry JG, Mangiafico JA (junho de 2000). "Estudo de segurança e imunogenicidade de fase II da vacina viva do vírus chikungunya TSI-GSD-218". Am. J. Trop. Med. Hyg. 62 (6): 681-5.

48. Gorchakov R, Wang E, Leal G, Forrester NL, Plante K, Rossi SL, Partidos CD, Adams AP, Seymour RL, Weger J, Borland EM, Sherman MB, Powers AM, Osorio JE, Weaver SC (junho de 2012). "A atenuação da cepa 181 / clone 25 da vacina do vírus Chikungunya é determinada por duas substituições de aminoácidos na glicoproteína do envelope E2.". Jornal de Virologia. 86(11): 6084-96.

49. Plante K, Wang E, Partidos CD, Weger J, Gorchakov R, Tsetsarkin K, Borland

EM, Powers AM, Seymour R, Stinchcomb DT, Osorio JE, Frolov I, Weaver SC (Jul 2011). "Nova candidata a vacina contra chikungunya com um mecanismo de atenuação baseado em IRES e alteração da gama de hospedeiros.". PLoS Pathogens. 7 (7): e1002142

50. Hallengard D, Kakoulidou M, Lulla A, Kummerer BM, Johansson DX, Mutso M, Lulla V, Fazakerley JK, Roques P, Le Grand R, Merits A, Liljestrom P (26 de dezembro de 2013). "Novos candidatos atenuados à vacina Chikungunya provocam imunidade protetora em camundongos C57BL / 6.".Journal of Virology. 88 (5): 2858-66

51. Morens DM, Fauci AS (4 de setembro de 2014). "Chikungunya na porta - déja vu tudo de novo?". O Jornal de Medicina da Nova Inglaterra. 371 (10): 885-7.

52. Couderc, T; Khandoudi, N; Grandadam, M; Visse, C; Gangneux, N; Bagot, S; Prost, JF; Lecuit, M (15 de agosto de 2009). "Profilaxia e terapia para a infeção pelo vírus Chikungunya.".The Journal of Infectious Diseases. 200 (4): 516-23

53. Mavalankar D, Shastri P, Bandyopadhyay T, Parmar J, Ramani KV (2008). "Aumento da taxa de mortalidade associada à epidemia de Chikungunya, Ahmedabad, Índia". Doenças Infecciosas Emergentes. 14 (3): 412-5.

54. Poh, Lisa Ng Fong; Sam, I-Ching; Loong, Shih-Keng; Michael, Jasmine Chandramathi; Chua, Chong-Long; Wan Sulaiman, Wan Yusoff; Vythilingam, Indra; Chan, Shie-Yien; Chiam, Chun-Wei; Yeong, Yze-Shiuan; AbuBakar, Sazaly; Chan, Yoke-Fun (2012)."Caracterização genotípica e fenotípica do vírus Chikungunya de diferentes genótipos da Malásia". PLoS ONE. 7 (11): e50476

55. Lahariya C, Pradhan SK (dezembro de 2006). "Emergência do vírus chikungunya no subcontinente indiano após 32 anos: A review" (PDF). J Vetor Borne Dis. 43 (4): 151-60

56. Roth, Adam; Hoy, Damian; Horwood, Paul F.; Ropa, Berry; Hancock, Thane; Guillaumot, Laurent; Rickart, Keith; Frison, Pascal; Pavlin, Boris; Souares, Yvan (2014). "Preparação para a ameaça de Chikungunya no Pacífico". Doenças Infecciosas Emergentes. 20 (8).

57. Muniaraj M (2014). "Desaparecimento da febre chikungunya da Índia: início do fim de outro episódio?". Indian J. Med. Res. 139 (3): 468-70

5 8.Schuffenecker I, Iteman I, Michault A, et al. (julho de 2006). "Microevolução do genoma dos vírus chikungunya que causam o surto no Oceano Índico". PLoS Med. 3 (7): e263.

59.Tsetsarkin KA, Vanlandingham DL, McGee CE, Higgs S (2007). "Uma única mutação no vírus Chikungunya afecta a especificidade do vetor e o potencial epidémico". PLoS Pathog. 3(12): e201

60.Liumbruno GM, Calteri D, Petropulacos K, et al. (2008). "A epidemia de Chikungunya em Itália e a sua repercussão no sistema sanguíneo". Transfusão de sangue = Trasfusione Del Sangue. 6 (4): 199-210

61.Centros de Controlo e Prevenção de Doenças (CDC) (29 de setembro de 2006). "Febre de Chikungunya diagnosticada entre viajantes internacionais - Estados Unidos, 2005-2006". MMWR Morb. Mortal. Wkly. Rep. 55 (38): 1040-2

62.Robinson MC (1955). "Uma epidemia de doença viral na Província do Sul, Território de Tanganica, em 1952-53. I. Caraterísticas clínicas". Trans. R. Soc. Trop. Med. Hyg. 49 (1): 28-32.

63.Lumsden WH (1955). "Uma epidemia de doença viral na Província do Sul, Território de Tanganica, em 1952-53. II. Descrição geral e epidemiologia". Trans. R. Soc. Trop. Med. Hyg. 49 (1): 33-57.

64.Carey DE (julho de 1971). "Chikungunya e dengue: um caso de identidade errada?". J Hist Med Allied Sci. 26 (3): 243-62.

65.Cherian SS, Walimbe AM, Jadhav SM, Gandhe SS, Hundekar SL, Mishra AC, Arankalle VA (janeiro de 2009). "Taxas evolutivas e comparação de escala de tempo dos vírus Chikungunya inferidos a partir de todo o genoma / gene E1 com referência especial ao surto de 2005-07 no subcontinente indiano". Infect. Genet. Evol. 9 (1): 16-23

66.Panchabhai TS, Kulkarni UP, Rege NN. Validação das alegações terapêuticas da Tinospora cordifolia: uma revisão. Investigação Fitoterapêutica . 2008;22(4):425-441.

67.Wilson RK, Kwan TK, Kwan CY, Sorger GJ. Efeitos do extrato de sementes de papaia e do isotiocianato de benzilo na contração vascular. Life Sci . 2002;71(5):497- 507.

68. Prof S S Aggarwal, PhD (A.I.I.M.S.), FICAI Diretor, Departamento de Farmácia, (Universidade de Deli), Nova Deli, Tecnologia de Medicamentos à Base de Plantas.

69. Martina BEE, Koraka P, Osterhaus ADME. Patogénese do vírus da dengue: Uma visão integrada. Clin Microbiol Rev. 2009;22(4):564-81.

70. McPhee SJ, Papadakis MA, Rabow MW. Diagnóstico e tratamento médico atual 2014. 12ª ed. 2014. 1839 p.

71. Organização Mundial da Saúde. Dengue: diretrizes para o diagnóstico, tratamento, prevenção e controlo. Spec Program Res Train Trop Dis [Internet]. 2009; http://whqlibdoc.who.int/publications/2009/9789241547871_eng.pdf

72. Sinha G. Sanofi. Natureza Biotecnologia. Vol. 32, Nature Biotechnology. 204AD. 605-606 p.

73. Klawikkan N, Nukoolkarn V, Jirakanjanakit N, Yoksan S, Wiwat C, Thirapanmethee K. Efeito dos extractos de plantas medicinais tailandesas contra o vírus da dengue in vitro. Mahidol Univ J Pharm Sci. 2011;38:13-8.

74. T. S. Panchabhai UPK e NNR. Validação das alegações terapêuticas da Tinosporacordifolia: A Review. Phyther Res. 2008;22:425-41.

75. Roja G , Bhangale AS , Juvekar AR , Eapen S DS. Produção melhorada do polissacárido Arabinogalactan utilizando culturas imobilizadas de *Tinospora cordifolia* por elicitação e adsorção in situ. Biotechnol Prog. 2005;21:1688-91.

76. John A.O. Okeniyi, Tinuade A. Ogunlesi, Oyeku A. Oyelami e LAA. Medicinal Food. Med Food. 2007;10:194-6.

77. Gupta RK, Jain DC TR. sapogeninas esteroidais de sementes de feno-grego, *Trigonella foenum-graecum.* 1986;1149-53.

78. Mounir Ouzir, Khalid El Bairi SA. Propriedades toxicológicas do feno-grego. Food Chem Toxicol. 2016;96:145-54.

79. Bolyard J. Medicinal Plants and Home Remedies of Appalachia (Plantas medicinais e remédios caseiros dos Apalaches). Springfield, IL: Med Plants Home Remedies Appalachia Springfield,. 1981;

80. Weber HA, Zart MK HA. Comparação química do pó de raiz de goldenseal *(Hydrastis canadensis* L.) de três fornecedores comerciais. J Agric Food Chem. Vol. 51, Chemical comparison of goldenseal ( *Hydrastis canadensis* L.) root powder from three commercial suppliers. J Agric Food Chem. 2003. 7352-7358 p.

81. Evans W. C. Trease e Evans Pharmacognosy. 15ª ed. Saunders; 2005.

82. Tang LIC, Ling APK, Koh RY, Chye SM, Voon KGL. Rastreio de anti atividade contra a dengue em extractos metanólicos de plantas medicinais. BMC Complement Altern Med. 2012;12(1):3.

83. Qi R, Zhang L, Chi C. Ata Biochimica et Biophysica sinica. 40ª ed. 2008. 91-101 p.

84. Parida MM, Upadhyay C, Pandya G J. Inhibitory potential of neem *(Azadirachta indica Juss)* leaves on dengue virus type-2 replication. Ethnopharmacology. 2002;79:273-8.

85. Kokate C. k. , Purohit A. P. GSB. Farmacognosia. 39th ed. Publicação Nirali; 2007.

86. Gutierrez RMP, Mitchell S, Solis RV. *Psidium guajava:* Uma revisão dos seus usos tradicionais, fitoquímica e farmacologia. J Ethnopharmacol. 2008;117(1):1-27.

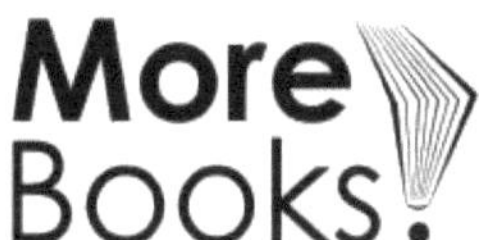


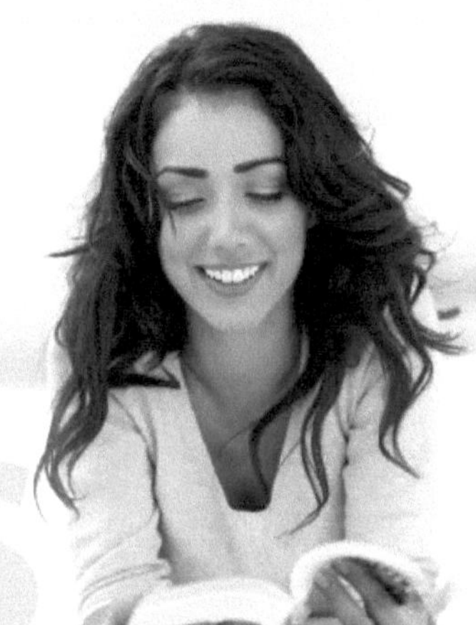

yes
# I want morebooks!

Buy your books fast and straightforward online - at one of world's fastest growing online book stores! Environmentally sound due to Print-on-Demand technologies.

Buy your books online at
**www.morebooks.shop**

Compre os seus livros mais rápido e diretamente na internet, em uma das livrarias on-line com o maior crescimento no mundo! Produção que protege o meio ambiente através das tecnologias de impressão sob demanda.

Compre os seus livros on-line em
**www.morebooks.shop**

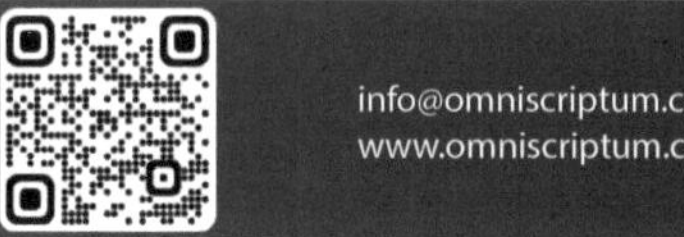


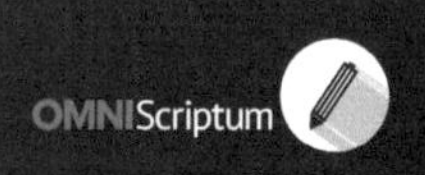

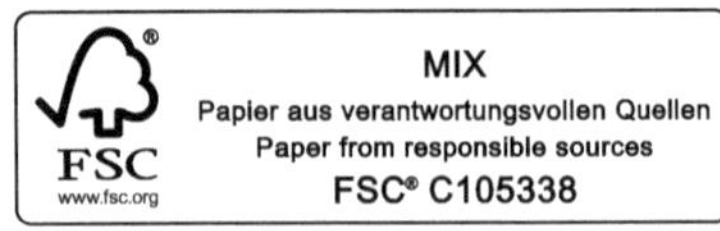


Printed by Books on Demand GmbH, Norderstedt / Germany